Te 6²/11

CARBONIFÈRES

DE

J.-A. PICHOT

ET

MALAPERT

Professeur à l'École préparatoire de Médecine et de Pharmacie de Poitiers.

MANIÈRE D'APPLIQUER CES PRODUITS

Pour la **Désinfection** et le **Pansement** des **Plaies**

D'après les observations recueillies dans les hôpitaux.

Sur le rapport très-favorable de MM. les docteurs chargés d'expérimenter *nos Carbonifères comme agents de désinfection,* et après plusieurs années d'expériences, il a été décidé, *par la Commission des médicaments et remèdes nouveaux,* instituée près L'ADMINISTRATION GÉNÉRALE DE L'ASSISTANCE PUBLIQUE DE PARIS, et AUSSI PAR LE CONSEIL DE SANTÉ DES ARMÉES, que ces préparations désinfectantes seraient mises à la disposition des services chirurgicaux *des hôpitaux et hospices civils et militaires.*

POITIERS.

1862.

POITIERS. — IMPRIMERIE DE N. BERNARD.

CARBONIFÈRES

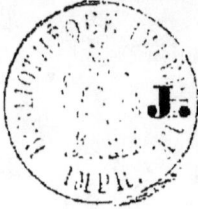

DE

J.-A. PICHOT

ET

MALAPERT

Professeur à l'École préparatoire de Médecine et de Pharmacie de Poitiers.

MANIÈRE D'APPLIQUER CES PRODUITS

Pour la **Désinfection** et le **Pansement** des **Plaies**

D'après les observations recueillies dans les hôpitaux.

Sur le rapport très-favorable de MM. les docteurs chargés d'expérimenter *nos Carbonifères comme agents de désinfection*, et après plusieurs années d'expériences, il a été décidé, *par la Commission des médicaments et remèdes nouveaux*, instituée près de L'ADMINISTRATION GÉNÉRALE DE L'ASSISTANCE PUBLIQUE DE PARIS, et aussi PAR LE CONSEIL DE SANTÉ DES ARMÉES, que ces préparations désinfectantes seraient mises à la disposition des services chirurgicaux *des hôpitaux et hospices civils et militaires.*

Paris, novembre 1861 et mars 1862.

Les propriétés absorbantes et anti-septiques du charbon étaient depuis longtemps appréciées par les chirurgiens; mais il manquait à cette substance une forme commode pour qu'elle fût généralement acceptée.

Les formes de papiers, de bandes à tissus, de charpies, de sachets, etc., etc., que nous avons données à nos produits, ont levé cette difficulté.

Des expériences nombreuses nous permettent

d'affirmer aujourd'hui que la santé générale dans nos hôpitaux et dans les ambulances de l'armée gagnerait beaucoup à la généralisation de ces produits anti-septiques, qui permettent à la fois de faire des pansements *rares*, d'éviter autour des malades la décomposition putride qui engendre les *miasmes infectants*.

Il est certaines précautions qu'il ne faut jamais négliger si l'on ne veut pas s'exposer à des insuccès qui pourraient, faute de savoir s'en servir, jeter de la défaveur sur le mode de pansement le plus avantageux que l'on ait encore mis à la disposition des chirurgiens.

Nous insisterons sur la manière d'appliquer *la charpie et le papier carbonifères*.

Ce qui suit a été imprimé dans le *Journal de chimie médicale* (1), par son savant rédacteur, qui l'a fait précéder de l'annotation suivante :

« **Des produits hygiéniques qui doivent**
» **leurs propriétés au charbon et qui**
» **ont été nommés carbonifères.**

» Nous ne pouvons, en parlant de désinfec-
» teurs et de désinfectants, laisser passer ina-
» perçus les travaux considérables que l'hygiène
» doit à MM. Malapert et Pichot, de Poitiers,
» qui se sont occupés spécialement du charbon
» et de ses applications, et qui ont fait connaître
» diverses préparations qu'ils appellent carbo-
» nifères. »

(1) Tome VIII, 4ᵉ série, oct. 1862, par M. A. Chevallier ✳, pharmacien-chimiste, membre de l'académie impériale de médecine, du conseil de salubrité, professeur à l'école de pharmacie.

Charpie carbonifère.

La *charpie carbonifère*, plus facile à manier que la poudre de charbon, jouit des mêmes propriétés absorbantes et anti-septiques. On l'emploie pour désinfecter les plaies et pour faire des pansements par occlusion.

Comme désinfectant, elle peut être appliquée de deux manières, directement sur la surface suppurante, ou bien pardessus une première application topique. Voici d'après quelles indications on a recours à l'une ou à l'autre de ces deux méthodes.

Lorsque la surface dénudée est douloureuse, très-irritée, saignante, comme dans les vastes dénudations du derme consécutives aux brûlures superficielles ou autres accidents analogues, l'expérience a appris que la charpie appliquée directement fait disparaître la mauvaise odeur de ces suppurations, souvent très-abondantes, mais qu'elle produit un fâcheux effet sur la surface malade. Dans ce cas, on interpose un topique approprié et on utilise ensuite la charpie carbonifère comme la charpie ordinaire. L'épaisseur de la couche que l'on applique varie avec l'abondance de la suppuration et l'intervalle que l'on veut mettre entre chaque pansement. Quand on visite la plaie, on ne renouvelle en général que les portions de charpie fortement imprégnées de pus… Celle qui paraît sèche à la surface n'est pas renouvelée. De cette manière, on épargne des douleurs aux malades et l'on favorise le travail de réparation en ne découvrant que le plus rarement possible les surfaces suppurantes.

Lorsqu'on utilise ce pansement rare pour les plaies irritables, il est avantageux de remplacer le linge troué ordinaire par le papier *carbonifère troué*, et pareillement enduit d'un corps gras (glycérine anglaise laudanisée, etc.). Le linge s'altère plus rapidement au contact du pus. Quelquefois on renouvelle toute la charpie sans toucher au papier troué que l'on humecte sur place avec le corps gras liquide.

Afin d'appliquer la charpie en couche plus unie, on a soin de faire le gâteau sur la plaie même. Pour cela, on prend une pincée de cellulose carbonifère entre les trois premiers doigts de la main droite en évitant de la presser ; puis on l'applique en imitant le mouvement que l'on fait pour éponger mollement une plaie douloureuse. Le carbonifère se fixe peu à peu et dès qu'une première couche est retenue par l'humidité du premier pansement, il est facile d'en étaler une seconde assez unie pour qu'elle ne presse pas inégalement la surface malade.

Lorsque la plaie est ancienne, indolente et qu'il est nécessaire d'exciter sa vitalité, on applique directement la charpie sur la surface malade. Il faut toujours procéder ainsi quand il s'agit de désinfecter les cancers ulcérés et les plaies fétides dont il est urgent de déterger la surface. Pour étaler la charpie régulièrement, il faut procéder comme il a déjà été dit.

Si le pansement est fait sur un plan horizontal et que le malade garde le repos, il n'est pas nécessaire de recourir à des moyens contentifs, il suffit de le protéger avec un cerceau. Dans le cas contraire, on entoure la charpie avec des compresses de papier carbonifère, et l'on assujetti le tout avec une bande de papier carbonifère à tissu. Ce pansement renouvelé une seule fois par jour suffit pour désinfecter les cancers les plus fétides.

Pour les suppurations ordinaires telles que les ulcères calleux des jambes, les plaies traumatiques, on laisse quelquefois le pansement pendant 48 heures, sans que l'odeur de la plaie éveille l'attention.

Lorsqu'il existe une grande agglomération d'individus et que de vastes plaies sont exposées à rester un temps indéterminé sans être pansées, il est bon d'appliquer une double couche de charpie carbonifère que l'on a saupoudrée avec de l'hypochlorite de chaux pulvérisé.

Avec ce pansement, on peut désinfecter pendant 48 *heures* les cancers les plus fétides.

Dans cette variété de pansement composé, le sel de chaux est associé aux carbonifères moins pour concourir à la désinfection de la plaie que pour assainir les milieux où se trouvent réunis un grand nombre de blessés. Sous l'influence de l'humidité de la plaie, le chlorure exhale des vapeurs qui exercent une action salutaire sur l'atmosphère ambiante.

D'après ce qu'ils ont observé, MM. Malapert et Pichot se croient autorisés à conclure que ce pansement composé est celui qui résout le plus efficacement le problème de la désinfection appliquée à la thérapeutique chirurgicale.

Ajoutons à cela que, contrairement aux autres substances qui servent à faire des pansements, les carbonifères livrent au panier des résidus non seulement désinfectés, mais qu'ils s'opposent indéfiniment à la génération de produits fétides; ils préviennent ainsi doublement autour des malades la formation de *l'atmosphère nosocomiale*.

A côté de ces avantages, nous devons indiquer les inconvénients qui peuvent naître de l'application des carbonifères. Il suffit de les connaître pour les prévenir.

Lorsque la suppuration d'une plaie est peu abondante, la charpie qui la recouvre ne tarde pas à adhérer fortement sur ses bords. Peu à peu la masse s'imbibe, et comme la sécrétion n'est pas en rapport avec l'évaporation, la couche externe du pansement se durcit. Alors la plaie est entourée d'une croûte imperméable qui forme une occlusion complète. Au bout de 24 heures, tout va bien, la désinfection est radicale, on a réalisé la *sous-crustatésation* la plus parfaite, puisqu'elle est formée par des matières imputrescibles.

Mais il est des plaies qui supportent mal l'occlusion; celles surtout qui sont liées à un état général mauvais, à une maladie constitutionnelle. Dans ce cas, si l'on s'endort dans une fausse sécurité, on s'expose à ce que du pus collectionné sous la croûte décolle la peau environnante ou ramollisse les bourgeons charnus par une sorte de macération. Voici par quels moyens on évitera ces accidents :

1° En évitant de faire le pansement par occlusion sur les plaies scrofuleuses et syphilitiques avant que le traitement général ait produit une partie de son effet;

2° En ne cherchant dans les plaies traumatiques à faire l'occlusion que le plus tard possible, c'est-à-dire dès que la suppuration permet au pansement carbonifère de faire croûte.

Pour prévenir la collection du pus, on aura soin d'enlever de temps en temps la couche superficielle, en général facile à détacher de la profonde, qui n'a pas subi la dessiccation complète. Par ce moyen, on s'assure s'il y a ou non du pus accumulé à la surface de la plaie. Si l'exploration est négative, on remet de la charpie fraîche sans découvrir entièrement la plaie; dans le cas contraire, on renouvelle tout le pansement en ayant soin de ramollir la croûte avec de l'eau tiède pure ou légèrement alcoolisée, pour ne pas déchirer les bords de la plaie, qui le plus souvent commencent à se cicatriser.

Dans les plaies simples, ce mode de pansement est renouvelé partiellement sans que la surface malade se trouve exposée au contact de l'air. Après quelques jours de cette surveillance active, on acquiert la certitude que la plaie suppure peu, et on attend la cicatrisation complète qui s'annonce par la chute spontanée de la croûte.

3° Lorsque la suppuration est encore moins abondante que dans les cas précédents, la charpie se prend dès le premier jour en une couche dure dans toute son épaisseur. Quelquefois cette occlusion arrête la formation du pus et un seul pansement suffit pour désinfecter et cicatriser une plaie ancienne.

Il n'est pas toujours nécessaire d'enlever la croûte pour donner issue au pus. Il suffit de la décoller avec prudence vers la partie la plus dé-

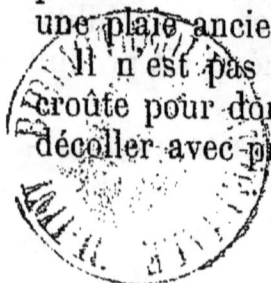

clive, puis d'exercer des pressions méthodiques
sur le pansement.

Il est quelquefois utile de faire des trouées
multiples dans la croûte lorsque la plaie est très-
étendue, comme on l'observe à la suite des grandes
mutilations des parties molles et dans les ulcères
multiples des jambes. On fait couler le pus par
ces sortes de soupapes de sûreté que l'on repro-
duit tous les jours, pour les *reboucher* ensuite
avec de la charpie fraîche.

Quelquefois encore les croûtes qui résultent du
pansement par occlusion font souffrir les malades
par leur dureté. Pour remédier à cet inconvénient,
on a imaginé de les ramollir de temps en temps
en leur faisant absorber de la glycérine étendue
du quart de son volume d'eau. On obtient ainsi
une cuirasse molle qui remplit bien son rôle pro-
tecteur sans agir douloureusement sur la surface
malade.

Telle est la manière dont on pratique les pansements par *occlusion* avec la charpie carbonifère.
Cette méthode paraît préférable à celle des bandelettes agglutinatives; elle l'emporte de beaucoup sur la sous-cutanisation par le collodion,
ainsi que sur la cicatrisation sous-crustacée pro-
duite par la *ventilation* des plaies.

La charpie carbonifère sert aussi à garnir les
gouttières et autres appareils destinés à subir le
contact des humeurs. Inutile d'insister sur les
avantages qu'elle offre dans cette application.

Charpie carbonifère éponge.

La charpie carbonifère, fortement additionnée
d'éponge, convient surtout lorsqu'il est indiqué

de modifier la surface des plaies ; mais son usage ne doit pas être continué longtemps. Dès que la plaie est vive, cette charpie appliquée directement provoque des hémorrhagies. Ce petit accident est dû à ce que des brins d'éponge se gonflent dans les anfractuosités des bourgeons charnus, de manière que les vaisseaux superficiels sont rompus lorsqu'on renouvelle le pansement.

On a par l'usage de cette charpie spongifère, fait bourgeonner et cicatriser des plaies qui n'avaient pu être modifiées ni par le chlorure de soude, ni par la teinture d'iode, ni par les cautérisations avec le nitrate d'argent.

Sachets de Charpie carbonifère.

Les Sachets de Charpie carbonifère s'emploient avec succès toutes les fois qu'on a besoin de faire un pansement prompt, et tout à la fois propre et solide (1) ; et aussi lorsqu'on veut avoir une enveloppe absorbante et désinfectante, au-dessus d'un premier pansement topique.

Il a été constaté que c'est le meilleur moyen de désinfecter une plaie sans agir à sa surface, et sans substituer une odeur à une autre.

Ils conviennent encore particulièrement lorsqu'il s'agit de porter un TAMPON DÉSINFECTANT dans une cavité naturelle.

On peut au besoin appliquer un topique quelconque sur la Mousseline du Sachet, et l'on a ainsi tout préparé, le pansement désinfectant le plus expéditif que l'on puisse désirer, il suffit de

(1) Ainsi que l'a reconnu M. le docteur Bonnafond (*Académie des Sciences*, séance du 5 septembre 1859).

placer le Sachet sur la plaie, en l'y maintenant soit avec une bande, soit par tout autre moyen.

De toutes les lésions pour lesquelles la science du médecin est réclamée, il n'en est peut-être pas qui porte avec elle, au même degré que les AFFECTIONS CANCÉREUSES, une odeur aussi infecte et qui charge aussi promptement l'atmosphère de miasmes méphitiques ; c'est donc surtout sur les malades affectés de cette horrible maladie, qu'on peut constater le bon effet de nos SACHETS CARBONIFÈRES.

Papier Carbonifère.

Le papier carbonifère sert également à deux fins, comme la charpie. Le plus souvent il remplace les compresses de linge. Ce papier, moins absorbant que la charpie, se laisse cependant imbiber assez par les liquides pathologiques pour remplacer les compresses ordinaires, et il a l'avantage de prévenir la corruption de ces liquides dans l'intervalle des pansements. Si l'on a soin d'employer une couche suffisamment épaisse de charpie et de la recouvrir par une ou deux feuilles de papier carbonifère taillées pour les besoins du pansement, on n'observe pas sur les pièces externes cette imbibition fétide qui souille en général les compresses de toile.

Papier carbonifère à tissus.

Ce papier sert encore à tailler des bandes, et, lorsqu'on veut obtenir une désinfection complète, il ne doit pas entrer dans le pansement d'autre linge que le tissu léger qui recouvre les bandes et les sachets carbonifères.

Avec les carbonifères, on réalise une condi-
tion hygiénique très-importante, et qui consiste
à ne jamais faire servir les mêmes objets au
pansement de différents malades. Les compresses carbonifères rendent les pansements plus
économiques que ceux qui sont faits avec des
substances qui servent plusieurs fois.

Le papier carbonifère est quelquefois appli-
qué directement sur les plaies dont la suppuration est peu abondante, tels que les exutoires,
les petits ulcères chroniques des jambes. Lorsque
les compresses de papier sont en nombre suffi-
sant pour absorber tout le pus, la désinfection
est obtenue presque aussi bien qu'avec la charpie.

On emploie en général le papier carbonifère
pour établir un genre de pansement destiné à
faire bourgeonner les plaies languissantes, creu-
ses, à bords taillés à pic.

Voici comment on procède :

On applique d'abord sur l'ulcère de la charpie
carbonifère additionnée d'éponge. Lorsque la surface malade est bien excitée, rouge, bourgeonnante,
ce qui s'observe vers le troisième ou le quatrième
jour, on taille un morceau de papier de la forme de
la solution de continuité, mais assez grand pour la
déborder d'un centimètre ; puis on humecte ce
papier avec de l'eau simple pour l'appliquer plus
exactement, à la manière d'un *pont* ou d'un *opercule*, au-dessus de la plaie. Le vide existant au-
dessous ne tarde pas à être comblé par des bourgeons charnus, et l'on voit alors la cicatrice se
faire de la périphérie vers le centre.

Cette variété de pansement par *pont* demande
aussi à être surveillée de près. Lorsque la forma-

tion du pus est peu abondante, on ne renouvelle ce pansement qu'à des intervalles assez éloignés, mais on a soin de s'assurer tous les jours, s'il ne se serait point fait au-dessous un foyer purulent trop considérable. Le pus accumulé donne sous le papier fortement durci une sensation de flol facile à constater. S'il en est ainsi, il faut se hâter de le faire sortir en pratiquant une petite ouverture vers la partie la plus déclive. On remet ensuite un second morceau de papier sans découvrir la partie malade. Quelquefois les bords de l'ulcère sont irrités par le contact du papier carbonifère qui se colle et durcit beaucoup. Pour obvier à cet inconvénient, il suffit de graisser la peau des parties environnantes avec du cold-cream et de la couvrir avec des bandelettes de papier spongifère, et d'appliquer ensuite l'opercule ou pont comme nous l'avons déjà dit.

On peut voir que les carbonifères bien employés composent un système complet de pansements, et qu'avec un peu d'habitude, il suffit d'avoir à sa disposition une caisse de ces produits pour remplir les indications principales de la thérapeutique des plaies.

Le rédacteur du *Journal de Chimie médicale* termine par cette appréciation :

« Les applications faites par MM. Pichot et » Malapert nous semblent d'une haute impor- » tance, et nous engageons les chirurgiens civils » et militaires, les hygiénistes, à faire une étude » suivie de l'application des carbonifères, et à » faire constater les résultats qui ressortiront » de ces expérimentations. »

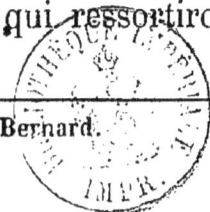

Poitiers. — Imprimerie de N. Bernard.

CARBONIÈRES

DE

J.-A. PICHOT

ET

MALAPERT

Professeur à l'École préparatoire de Médecine et de Pharmacie de Poitiers.

20, Place d'Armes,

Poitiers — France.

SOLE AGENTS FER ENGLAND

AMERICA AND THE COLONIES

A. & E. COHEN

Blue Boar Court

Friday Street

LONDON.